எது? எது ? சாப்பிட்டால்

I0395952

வி.எஸ்.ரோமா

Copyright © V. S. Roma
All Rights Reserved.

ISBN 978-1-63920-554-7

This book has been published with all efforts taken to make the material error-free after the consent of the author. However, the author and the publisher do not assume and hereby disclaim any liability to any party for any loss, damage, or disruption caused by errors or omissions, whether such errors or omissions result from negligence, accident, or any other cause.

While every effort has been made to avoid any mistake or omission, this publication is being sold on the condition and understanding that neither the author nor the publishers or printers would be liable in any manner to any person by reason of any mistake or omission in this publication or for any action taken or omitted to be taken or advice rendered or accepted on the basis of this work. For any defect in printing or binding the publishers will be liable only to replace the defective copy by another copy of this work then available.

பொருளடக்கம்

1. அத்தியாயம் 1 — 1
நான் — 19

1

நவீன உணவு முறை நாவிற்கு மட்டுமே ருசியை தவிர உடலுக்கு ஒரு நன்மையும் கிடையாது எனவே இதுபோன்ற ஆரோக்கியத்தை அள்ளித்தரும் இயற்கை உணவுகளை கட்டாயம் உணவில் சேர்த்துக் கொள்ளுங்கள

நம் உடல் நிலைக்கு ஏற்றவாறு உணவுகளை எடுத்துக்கொண்டு, நோயின்றிசுகமாக வாழ முயற்சிக்க வேண்டும்.

அத்திக்காய்

இயற்கை அள்ளித் தெளித்து இருக்கும் செல்வங்களை அத்திக்காய் ஒன்று நோய் அகற்றும் சிறப்பு அம்சங்கள் இதில் ஏராளமாக இருக்-கின்றன இது பல நோய்களை நம்மை விடுவிக்கும் சஞ்சீவியாக இருக்-கிறது அத்திக்காய் தாயகம் மத்திய தரைக்கடல் நாடுகள்.. தமது அன்றாட வாழ்வில் அத்திக்காய் உணவாகவும் மருந்தாகவும பயன்படுத்-தப்படுகிறது

அத்திக்காய் உடல் நலத்துக்கு உகந்தது வாரம் ஒரு முறையாவது உணவில் சேர்த்துக் கொள்ள வேண்டும் அத்திக்காய் மருத்துவ குணங்-கள். உஷ்ணம் சம்பந்தமான நோய்கள் வெள்ளை சிறுநீர் கடுப்பு . மூலம் ஆசனக் கடுப்பு வாய் நாற்றம் மலச்சிக்கல் கை கால் சோர்வு அசதி பித்தம் மயக்கம் நீரழிவு பாதங்களில் ஏற்படக்கூடிய வெடிப்பு கைகால் வீக்கம் வயிற்று வலி ரத்த பேதி சீதபேதி உடலில் எங்காவது ரத்தம் கசிவது ஆகியவற்றை அத்திக்காய் தீர்க்க வல்லது 2 இலையின் பயன்-கள்..

காலையில் எழுந்து பல் துலக்கி பின்னர் இரண்டு நாட்டு அத்தி இலையை எடுத்து சுத்தம் செய்து வாயில் போட்டு நன்றாக மென்று விழுங்க வேண்டும் இதன் இலை துவர்ப்புச் சுவையுடையது வயிற்றில்

ரணம் ஏற்பட்டு இருந்தாலும் அதை பயன்படுத்தி நாளடைவில் உடல் நலம் பெறலாம் குறிப்பு தொடர்ந்து ஒரு மண்டலம் 40 நாட்கள் சாப்பிட்டு வரவேண்டும் 3 கால் ஆணிக்கு.. அத்தி இலை 30 கிராம் துளசி இலை 30 கிராம் வில்வ இலை 30 கிராம் வேப்ப இலை 50 கிராம் இவை அனைத்தையும் கொண்டு வந்து நீரில் போட்டு அலசி சுத்தம் செய்து ஒரு மண் பாத்திரத்தில் போட்டு 2 லிட்டர் சுத்தமான தண்ணீரை விட்டு அடுப்பில் வைத்து சுண்டக் காய்ச்சி பாதியாக வற்றியதும் இறக்கி வடிகட்டி ஆறியதும் ஒரு பாட்டிலில் சேமித்து வைத்து தினமும் காலை சாப்பிடும் முன் ஒரு மணி நேரத்திற்கு முன்னதாக 50 மில்லி அளவு அருந்தி வந்தால் நாளடைவில் கால் ஆணி காணாமல் போகும் 4 வயிற்றுப்புண் தீர.. இதை ஆங்கிலத்தில் அல்சர் என்று கூறுவார்கள் சரியான நேரத்தில் உணவு சாப்பிடாமல் பலவிதமான நேரங்களில் கண்டகண்ட ஹோட்டல்களில் சாப்பிடுவதால் உடல் உபாதைகள் தருகிறேன் சரியான நேரத்தில் சாப்பிடாமல் இருப்பது செரிமானத்தில் ஏற்படும் தடைகள் கவலை மற்றும் பலவிதமான நோய்கள் ஆகியவை ஏற்படுவதற்கான காரணங்கள் அதைத் தீர்க்க இந்த முறையை முயற்சிக்கவும் செய்முறை அத்தி இலை 13 கிராம் முற்றிய வேப்பிலை 13 கிராம் நீர் இவற்றை ஒரு பாத்திரத்தில் போட்டு அடுப்பில் காய்ச்சி எடுத்து நன்கு வடிகட்டி 50 மில்லி கிராம் அளவு காலையில் வெறும் வயிற்றில் அருந்தி வந்தால் உடல் நலம் பெறும் இந்தக் கஷாயம் தொடர்ந்து அருந்தி வரும் நாட்களில் காரத்தை சுத்தமாக நீக்கி விட வேண்டும் அரைவயிறு மாத்திரமே உண்ண வேண்டும் இரவு உணவுக்கு பதிலாக 250 மில்லி பசும்பாலில் பனைவெல்லம் கலந்து அருந்த வேண்டும் ஒரு மாதம் வரை கசாயம் குடிக்க வேண்டும் ஒரு மாதம் முடித்தபின் மீண்டும் எல்லா வகை உணவுகளையும் உண்ணலாம் நீண்டகாலமாக வயிற்றுப் புண்ணால் அவதிப்படுபவர்கள் ஒரு மண்டலம் 48 நாட்கள் தொடர்ந்து குடித்து வரலாம் ஆண்களில் சிலருக்கு அதாவது விந்து நீர்த்து வெளிப்படுவதற்கு இந்த அத்தி இலையை பறித்து நன்கு நீரில் கழுவி வாயில் போட்டு மென்று விழுங்க வேண்டும் இவ்வாறு தொடர்ந்து உட்கொண்டு வந்தால் விரைவில் உடல் நலம் சீராகும் மலச்சிக்கலுக்கு அத்திக்காயை சமைத்து பகல் உணவுடன் சாப்பிட மலச்சிக்கலைத் தீர்க்கும் அதேபோல் வயிற்றுப்போக்கு உள்ளவர்கள் அத்திப் பிஞ்சு மாதுளை பிஞ்சு எந்த வில்வ பத்திரி சம அளவு எடுத்து ஒன்று சேர்த்து நன்கு அரைத்து ஒரு

உருண்டை யாக எடுத்து சஞ்சீவி மாத்திரை ஒரு மாத்திரையை பொடி செய்து இதனுடன் சேர்த்து கொடுக்க வயிற்றுக்கடுப்பு நீங்கி நலம் பெறு-வீர்கள்

அவரைக்காய்

- அவரைக்காய் என்றதுமே அவரைக்காயை இன்று நிறைய பேர் முகம் சுளிக்கும் நிலையில் பலர்

- நான்வெஜ் சாப்பிடுவதில் காட்டும் ஆர்வம் சைவ உணவுகள் சாப்பிடுவதில் காட்டுவதில்லை என்பது தான் உண்மை காய்களில் அவரைக்காயில் கொழுப்பு சத்து குறைவாகவும் புரத சத்து அதிகமாக உள்ள அரிய மருத்துவ நன்மைகள் கொண்ட காயாகும்

- அதுமட்டுமல்ல இதில் நார்ச்சத்து விட்டமின் ஏ விட்டமின் ஏ விட்டமின் சி ரிபோ பிளேவின் நியாசின் சுண்ணாம்புச்சத்து இரும்புச்சத்து மக்னீசியம் பொட்டாசியம் துத்தநாகம் செலினியம் சோடியம் கொழுப்பு அமிலங்களான ஒமேகா 3 ஒமேகா 6 இப்படி பெரிய சத்துக்கள் பட்டாளமே உள்ளது

- இன்னும் சொல்லப் போனால் மனித உடலுக்கு தேவையான சத்துகளும் விட்டமின்களும் இதில் அதிகம் இருப்பதால் அதிகப்படியான பலன்களைக் கொடுக்கிறது இந்த அவரைக்காயை வாரம் இரண்டு முறை சாப்பிட்டால் கிடைக்கும் மருத்துவ நன்மைகள் உங்களுக்கு தெரிந்தால் இவ்வளவு நாள் இதை தெரிஞ்சுக்காம விட்டுவிட்டோமே என்று நீங்கள் வருத்தப்படுவீர்கள்

- பொதுவாக நம் உணவில் தினமும் காய்களை அதிகம் சேர்த்துக் கொண்டால் நம் உடல் ஆரோக்கியத்தை மேம்படுத்தும் என்பது அனைவருக்கும் தெரிந்த விஷயம்தான் அந்த வகையில் அவரை காயை அடிக்கடி உணவில் சேர்த்துக் கொண்டு வந்தால் நம் உடலில் சுவாசம் சம்பந்தமான பிரச்சினைகள் ஏற்படாது

- உண்மையில் இன்று நிறைய பேர் சுவாசப் பிரச்னையால் அவதிப்படுகிறார்கள் இவர்கள் கண்டிப்பாக வாரம் இரண்டு முறையாவது அவரைக்காயை உணவில் சேர்த்து வருவது நல்லது மேலும் தொடர்ந்து சாப்பிட்டு வரும் பொழுது கபம் வாதம் பித்தம் சம்பந்தமான நோய்கள் அறவே நீங்கும்

- அடுத்து நம் நுரையீரலில் இருந்து மற்ற செல்களுக்கு ஆக்சிஜனை கொண்டு செல்வதற்கு இரும்பு சத்து மிகுந்த ஹீமோகுளோபின் உதவுகிறது அந்த வகையில் அவரையில் இரும்புசத்து அதிகம் உள்ளது குறிப்பிடத்தக்கது அதேபோன்று இதன் பிஞ்சில் துவர்ப்புச் சுவை அதிகமுள்ள இது இரத்தத்தைச் சுத்தப்படுத்தும் தன்மை கொண்டது உண்மையில் இரத்தம் சுத்தமாக இருந்தாலே தோல் நோய்கள் உள்ளிட்ட பல நோய்கள் வராமல் தடுக்கலாம்

- முக்கியமாக இந்த அவரைக்காய் இரத்த நாளங்களில் உள்ள கொழுப்பைக் குறைக்கும் என்பதால் இரத்த அழுத்தம் இதயநோய் உள்ளவர்கள் அவரைக்காயை அதிகம் சேர்த்துக்கொள்வது நல்லது

- அடுத்து சர்க்கரை நோய் உள்ளவர்கள் அவரைக்காயை அதிகம் சேர்த்துக்கொண்டால் நீரிழிவு நோயால் உண்டாகும் மயக்கம் தலைச்சுற்றல் கை கால் மரத்துப்போதல் போன்றவை கட்டுப்படும் கால்களில் 9 கிராம் கரையக்கூடிய நார்ச்சத்துக்கள் உள்ளன இதனால் நம் ரத்தத்தில் உள்ள சர்க்கரை மற்றும் கொலஸ்ட்ரால் அளவு கட்டுப்படுத்தப்படுகிறது முக்கியமாக மலச்சிக்கலைப் போக்கும் மூல நோய் உள்ளவர்கள் அவரைக்காயை உணவில் அதிகம் சேர்த்துக்கொள்வது நல்லது

- அவரைக்காய் உணவை விரைவில் செரிக்க செய்யும் ஆற்றல் கொண்டது பொதுவாக நாம் சாப்பிடும் உணவுகள் எளிதில் செரிப்பதற்கு உணவில் நார்ச்சத்து அதிகம் இருப்பது அவசியமாகும் அதிலும் நான்வெஜ் உணவுகள் வறுக்கப்பட்ட உணவுகளில் நார் சத்துக்கள் இல்லாததால் அவற்றை சாப்பிடும் பொழுது உப்பு கலந்த உணவுகளை ஜீரணிக்க அதிக சிரமப்படுகிறது அந்த வகையில்

நார்ச்சத்து அதிகமுள்ள அவரைக்காயை அடிக்கடி சாப்பிட்டு வந்தால் செரிமான உறுப்புகளில் நலத்தை மேம்படுத்தும் எனவே அடிக்கடி உணவில் அவரைக்காய் சேர்த்துக் கொண்டால் மலச்சிக்கல் பிரச்சினை ஏற்படாது

- அதேபோன்று அவரைப் பிஞ்சை வாரம் இரண்டு முறை சமைத்து சாப்பிட்டு வந்தால் பித்தம் குறைந்து கண் நரம்புகள் குளிர்ச்சியடைந்து மங்கிய பார்வை தெளிவடையும் மேலும் வெள்ளெழுத்து குறைபாடுகள் நீங்கும் அதிலும் வாத சம்பந்தமான நோய்களுக்கும் கண்களில் கோளாறு உள்ளவர்களுக்கும் பிஞ்சு அவரைக்காய் உணவுகளை கொடுத்து வந்தால் நல்ல முன்னேற்றம் கிடைக்கும்

- முக்கியமாக நம் எலும்பு மற்றும் பற்களின் வளர்ச்சிக்குத் தேவையான கால்சியம் சத்தும் அவரைக்காயில் கணிசமான அளவில் உள்ளது அதே போன்று கர்ப்பிணி பெண்களின் வயிற்றில் வளரும் குழந்தைகளுக்கு தேவையான ஊட்டச்சத்தினை தருவதில் அவரைக்காயில் உள்ள ஃபோலேட் என்ற சத்து உதவுகிறது இதனால் கருவுற்ற பெண்கள் அவரைப் பிஞ்சை அடிக்கடி உணவில் சேர்த்துக் கொள்வதால் குறைப்பிரசவம் குழந்தையின் மூளை வளர்ச்சி ஏற்படும்

- முதுகுத்தண்டு வளர்ச்சியில் ஏற்படும் குறைபாடுகளை வராமல் தடுத்து குழந்தை ஆரோக்கியமாக இருப்பதற்கும் உதவுகிறது அடுத்து அவரைக்காயில் கலோரிகளை எரிக்கும் சக்தி அதிகம் உள்ளது மேலும் இதில் உள்ள புரதச்சத்தும் சேர்வதால் இந்த உணவைச் சாப்பிடும் பொழுது நம் வயிறு நிறைந்த உணர்வு நமக்கு கிடைக்கும் கால்களில் 10 கிராம் புரதச்சத்து உள்ளது இதனால் சிறிது சாப்பிட்ட உடனேயே வயிறு நிரம்பிய உணர்வு ஏற்படுகிறது அதே சமயத்தில் உடலுக்கு தேவையான சத்துக்களும் கிடைத்து விடுகிறது எனவே உடல் எடையை குறைக்க நினைப்பவர்கள் அவரைக்காய் சேர்த்துக் கொண்டால் நல்ல பலன் கிடைக்கும்

- அடுத்து புற்றுநோய் வராமல் தற்காத்துக் கொள்ளும் விட்டமின் சி அவரைக்காயில் நிறைய உள்ளது மேலும் இதில் மிகுதியாக உள்ள நார்ச்சத்து உடலில் உள்ள நச்சுக்களை நீக்கி புற்றுநோய் வராமல் தடுக்கிறது அதேபோன்று அவரைப் பிஞ்சுகளை நறுக்கி அதனுடன் சின்னவெங்காயம் பூண்டு மிளகு சேர்த்து வதக்கி உணவில் சேர்த்துக்கொண்டால் உடல் வலுப்பெறும்

- நோய்க்கு மருந்துண்ணும் காலங்களிலும் விரதம் இருக்கும் காலங்களிலும் அவரைக்காயை அதிகம் இது உடலுக்கு வலுவைக் கொடுப்பதுடன் மன அமைதியும் கொடுக்கிறது பொதுவாக முற்றிய அவரைக்காயை விட பிஞ்சு அவரையே நல்லது

- மேலும் மூட்டுவலிக்கும் இது ஒரு சிறந்த மருந்தாக பயன்படுகிறது முக்கியமாக மூளையை வலுவாக்கி அறிவுக்கூர்மையை அதிகரிக்க உதவும் தூக்கமின்மையால் அவதிப்படுபவர்கள் அவரைக்காயை தொடர்ந்து சாப்பிட்டு வந்தால் நல்ல தூக்கத்தைப் பெறலாம்

- முக்கியமாக உடலுக்கும் மனதிற்கும் சாந்தத்தைக் கொடுக்க வல்லது முதுமையில் வரும் நோய்களைத் தடுக்கக் கூடியது தசை நார்களை வலுப்படுத்தும் உடலுக்கு நோய் எதிர்ப்பு சக்தியைக் கொடுக்கும் சருமத்தில் உண்டாகும் பாதிப்புகளைக் குறைக்க கூடியது

- எனவே இனி நீங்களும் அவரைக்காயை உணவில் வாரம் இரண்டு முறையாவது சேர்த்துக்கொள்ளுங்கள் உண்மையில் இன்றைய

இந்த உணவுகளை சாப்பிட்டால் கிட்னியை அசைக்கவே முடியாது

நமது இதயத்தை போன்றே ஓய்வில்லாமல் வேலை செய்து கொண்டிருக்கும் ஒரு உறுப்பு நமது சிறுநீரகம் உண்மையில் தினமும் 180 லிட்டர் ரத்தத்தை சிறுநீரகங்கள் சுத்தம் செய்கின்றன இரத்தத்தை சுத்தம் செய்வது மட்டும் இதன் வேலை அல்ல ரத்தத்தில் உள்ள கழிவுகளை வடிகட்டி சிறுநீராக வெளியேறுகின்றன

அதுமட்டுமல்ல உடலில் நீரின் அளவை சமநிலையில் வைத்துக் கொள்கின்றது சரியாக வைத்துக்கொள்கிறது ரத்த சிவப்பணு உற்பத்திக்கு

உதவி வளர்ச்சிக்கு உதவுகின்றது மூச்சுக் குழாய் போன்றவற்றில் இயக்கங்களையும் ஊக்குவிக்கின்றது

இத்தனை வேலைகளையும் செய்யும் சிறுநீரகம் சரியாக செயல்படவில்லை என்றால் இரத்தத்தில் நச்சுக்கள் கலந்து நமது உடல் ஆரோக்கியமும் கெட்டுவிடும் சொல்லப்போனால் பிரச்சினைகளை ஆரம்பத்திலேயே வெளியில் தெரிவதில்லை பிரச்சினைகள் பெரிதாகி ஆபத்தான கட்டத்திற்கு வந்த பிறகுதான் அதன் அறிகுறிகள் வெளியில் தெரியும்

எனவே சிறுநீரகத்தை பாதுகாக்க வேண்டியது மிகவும் அவசியம் அந்த வகையில் சிறுநீரகத்தை நோய்கள் தாக்காமல் இருக்க சாப்பிட வேண்டிய 9 உணவுகள் சர்க்கரை நோய் உயர் ரத்த அழுத்தம் புகை மற்றும் மது அருந்துதல் சிறுநீரகத் தொற்றுகள் சிறுநீரகக் கற்கள் உடல் பருமன் காசநோய் புராஸ்டேட் வீக்கம் புற்றுநோய் மற்றும் வலி நிவாரணி மாத்திரைகளை அடிக்கடி சாப்பிடுதல் இவற்றால் சிறுநீரகம் பாதிக்கப்படுகிறது

அந்த வகையில் இப்பொழுது சிறுநீரகத்தை பாதுகாக்கும் உணவுகள் பற்றி பார்க்கலாம் இவற்றை அடிக்கடி உணவில் சேர்த்து வந்தால் இதயம் ஆரோக்கியமாக இருக்கும் அவசியம் தெரிந்து கொள்ளுங்கள் முதலில் இஞ்சியைத் தோல் சீவி நீரில் தட்டிப் போட்டு கொதிக்க வைத்து இறக்கி அதில் எலுமிச்சை சாறு மற்றும் தேன் கலந்து 2 முறை குடிக்கலாம் இஞ்சியில் உள்ள ஆன்டி-ஆக்ஸிடன்ட் சிறுநீரகங்களின் செயல்பாட்டிற்கு நல்லது

மேலும் இது ரத்தம் மற்றும் சிறுநீரகங்களைச் சுத்தப்படுத்தும் சக்தி கொண்டது அது மட்டுமல்ல நெஞ்சுப்பகுதியில் தேங்கியுள்ள சளி பிரச்சனைக்கு நல்ல நிவாரணம் கிடைக்கும் மேலும் செரிமான மண்டலம் சுத்தமாகி அதன் செயல்பாடு அதிகரிக்கும் வாய்வுத் தொல்லையும் நீங்கும்

அடுத்து எலுமிச்சை ஜூஸ் இயற்கையான அமிலத்தன்மை கொண்ட எலுமிச்சை சாறானது சிறுநீரில் சிற்றேடு அளவை அதிகரிக்கச் செய்கின்றது இதன்மூலம் சிறுநீரகத்தில் கற்கள் உருவாவதற்கான வாய்ப்பு குறைகிறது எனவே தினமும் வெதுவெதுப்பான வெந்நீரில் அரை மூடி எலுமிச்சை சாற்றை கலந்து பருகி வந்தால் சிறுநீரகத்தில் ஆரோக்கியம் மேம்படும் முக்கியமாக உப்போ சர்க்கரையோ சேர்க்காமல் பருக வேண்டும்

அதே சமயத்தில் அளவுக்கு அதிகமாக வைட்டமின் சி எடுத்துக் கொள்வதும் சிறுநீரகத்தை பாதிக்கும் காரணம் இதில் உள்ள அதிகப்படியான வைட்டமின் சி ஆக்சைடாக மாறி சிறுநீரகத்தில் கற்களை உருவாக்கும் எனவே எதையும் அளவுடன் தான் எடுத்துக் கொள்ள வேண்டும் அடுத்து பூண்டு பூண்டில் உள்ள ஆன்டி ஆக்ஸிடன்ட் சிறுநீரகங்களில் உள்ள காயங்களை குறைப்பதற்கு உதவும் கொலஸ்ட்ராலை குறைக்கும் ரத்த அழுத்தத்தை கட்டுப்படுத்தும் இதயத்தை பாதுகாக்கும் ரத்தத்தில் உள்ள சர்க்கரை அளவை சீராக வைத்திருக்கும் புற்றுநோயை தடுக்கும்

இப்படி பல ஆரோக்கிய நன்மைகளை கொடுக்கக் கூடியது இந்த பூண்டு எனவே வாரத்தில் மூன்று முறையாவது தண்ணீர் கலந்த பாலில் மஞ்சள் மிளகு 4 பூண்டு பற்கள் சேர்த்து வேக வைத்து சாப்பிட்டு வந்தால் சிறுநீரகம் ஆரோக்கியமாக இருக்கும்

அடுத்தபடியாக சின்னவெங்காயம் தினமும் மூன்று சின்ன வெங்காயத்தை பச்சையாக வெறும் வயிற்றில் சாப்பிடலாம் சின்ன வெங்காயம் சிறுநீரக செயல்பாட்டை மேம்படுத்தும் தன்மை கொண்டது மேலும் வெங்காயத்தில் உள்ள ஆன்டிஆக்சிடென்ட் கனிமச்சத்துக்கள் படிவதைத் தடுத்து சிறுநீரகக் கற்களின் வளர்ச்சியை தடுக்கும் அதேபோன்று சிறுநீரகத்தை சுத்தமாகவும் வைத்துக் கொள்ளும் அடுத்து மஞ்சளின் அவரவர் தன்மைக்கு காரணம் இதில் உள்ள குர்குமின் இந்த மஞ்சளை அன்றாட உணவில் சேர்த்து வந்தால் நோய்த்தொற்றுகள் ஏற்படுவது தடுக்கப்பட்டு சிறுநீரகங்கள் நன்கு செயல்படும் உண்மையில் மஞ்சள் சிறுநீரக செயல்யிழப்பை தவிர்க்கவும்

இழந்த செயல்பாட்டை புத்துணர்வு அடையவும் செய்யும் முள்ளங்கி முள்ளங்கியில் அதிக சத்துக்கள் மற்றும் அதிக மருத்துவ குணம் இருக்கிறது மேலும் இதில் கலோரிகள் மிகவும் குறைவு மேலும் முள்ளங்கியை உணவில் அடிக்கடி சேர்த்து வந்தால் சிறுநீரகங்களில் தேங்கியுள்ள டாக்ஸின்களை முற்றிலும் வெளியேற்றி சிறுநீரக நோய்கள் ஏற்படுவதைத் தவிர்க்கலாம்

மேலும் சிறுநீர் பாதையில் ஏற்படும் அதே போன்று ரத்தத்தில் உள்ள குளுக்கோசின் அளவை கட்டுப்படுத்தும் ஆற்றல் முள்ளங்கிக்கு இருக்கின்றது அடுத்து மீன் மீனில் ஒமேகா3 ஃபேட்டி ஆசிட் அதிகம் இருப்பதால் இவை சிறுநீரகத்தை நோய் தாக்காமல் பாதுகாக்கின்றது அதிலும்

சால்மன் கானாங்கெளுத்தி மற்றும் மத்தி மீன் போன்ற மீன்கள் மிகவும் ஆரோக்கியமானது மேலும் இதனை வாரம் 2 முறை சாப்பிட்டால் இதய நோய்கள் நெருங்காது

அடுத்து சிறுநீரகம் ஆரோக்கியமாக இருக்க தவிர்க்க வேண்டிய உணவுகள் என்னென்ன என்று இப்பொழுது பார்க்கலாம் இவற்றை அதிகமாக சாப்பிடுவதை குறைத்துக் கொள்ள வேண்டும் அதை போன்ற குளிர்பானங்களில் செயற்கை சுவையூட்டிகள் பதப்படுத்தும் பொருட்கள் வெள்ளை சர்க்கரை போன்றவை அதிகமாக சேர்க்கப்படுகின்றன இவையும் சிறுநீரகத்தை பாதிக்கின்றன குளிர்பானம் எடுத்துக் கொள்வதற்கு பதிலாக ஏதாவது ஒரு ப்ரூட் ஜூஸ் சாப்பிடலாம்

அதேபோன்று ரீபைண்டு செய்யப்பட்ட கார்போஹைடிரேட் மட்டுமே இருக்கின்றன பாதிக்கும் என்பதால் இவற்றை தவிர்ப்பது நல்லது பொதுவாக நேரம் இல்லை என்று சொல்லாமல் உணவு விஷயத்தில் கொஞ்சம் அக்கறை காட்டுங்கள் இழப்புகளை தவிர்த்து வாழ்க்கையும் மகிழ்ச்சியாக இருக்கும்

ஆதி மருந்து திப்பிலி

திப்பிலி

இந்தியாவுக்கே உரிய திப்பிலி தான் சிறந்த மருத்துவத்தின் முதல் மூலிகை இது மருத்துவ குணம் மிக்கது திப்பிலி இருமல் இளைப்பு மயக்கம் சுவையின்மை இருமல் தலைவலி ஈரல் கட்டி பெருவயிறு குளிர் சுரம் கண் நோய்கள் ஆகியவற்றை போக்க வல்லது உடம்பிற்கு அழகு . பிணிகளை அகற்ற வல்லது இதன் மருத்துவ குணங்களை பார்ப்போம்.

- இருமல் தீர திப்பிலி 100 கிராம் கரிசலாங்கண்ணி இலை 1 பிடி எடுத்து இடித்து 500 மில்லி நீரில் போட்டு காய்ச்சி சுண்டிய பின் அடியில் நீக்கும் திப்பிலி கரிசாலை வறுத்து பொடி செய்து அதில் தேவையான அளவு சர்க்கரை சேர்த்து காலை மாலை அரை டீஸ்பூன் எடுத்து சாப்பிட்டால் இருமல் உடனே குணமாகும் .
- பெண்களுக்கு மாதவிலக்கின் போதும் ஏற்படும் வெள்ளை பெரும்பாடு குணமாக திப்பிலி 100 கிராம் தோற்றான் விதை 30 கிராம் இரண்டையும் லேசாக வறுத்து பொடி செய்து அத்துடன் வெந்தயப் பொடி சம அளவு கலந்து அதில் தினம் காலை மாலை

அரை டீஸ்பூன் எடுத்து சாப்பாட்டு கஞ்சியுடன் சாப்பிட்டு வர பெரும்பாடு வெள்ளை படுதல் கட்டுக்குள் வரும்

அதேபோல் காய்ச்சல் கோழை விலகிட திப்பிலி பொடியை கால் ஸ்பூன் எடுத்து கம்மாறு வெற்றிலை வைத்து தேன் கலந்து சாப்பிட காய்ச்சல் கோழை இருமல் விலகும் ஐந்து முதல் பத்து நாட்கள் இதை செய்ய வேண்டும்

- இளைப்பு நோய் கட்டுக்குள் கொண்டுவர திப்பிலிப் பொடி கடுக்காய் பொடியை சம அளவு எடுத்து தேனில் குழைத்து காலை மாலை குடித்து வந்தீங்கன்னா இளைப்பு நோய் குறையும் அதேபோல் சிலர் சிலருக்கு இளைப்பு இருமல் வாய்வு தொல்லைகள் இருக்கும் அவர்களுக்கு திப்பிலி 350 கிராம் மிளகு 175 கிராம் கருஞ்சீரகம் 100 கிராம் சித்தரத்தை 100 கிராம் லவங்கப்பட்டை 50 கிராம் ஓமம் 100 கிராம் தாளிசபத்திரி 50 கிராம் இலவங்கப்பத்திரி 50 கிராம் திரிபாலா 50 கிராம் இலவங்கம் 35 கிராம் ஏலம் 35 கிராம் சித்திரை மூலம் 35 கிராம் இவற்றை எல்லாம் எடுத்து லேசாக வறுத்து இடித்து பொடி செய்து அதை கொஞ்சம் சர்க்கரை கலந்து பத்திரமாக எடுத்து வைக்கவும் தினமும் அரை டீஸ்பூன் எடுத்து காலை மாலை பாலுடன் குடித்து வந்தால் இருமல் வாய்வு இளைப்பு ஆகியவை தீரும் .

- ஆண்மை பெருகிட திப்பிலிப் பொடியுடன் வெந்தயம் சேர்த்து நெய்யில் கலந்து சாப்பிட விந்து இறுகிய ஆண்மை இருக்கும் திப்பிலி வேர் என்பது திப்பிலி கொடியின் வேர் சிறு முடிச்சுகளுடன் நீண்டு லேசாக மஞ்சள் நிறமாக இருக்கும் இதன் வேரை பாலில் கலந்து கொடுக்க நீர்வேட்கை இருமல் உடல் கடுப்பு ஆகியவை தீரும் .

- அதேபோல் சிலருக்கு தீராத விக்கல் இருக்கும் அவர்கள் திப்பிலி 10 கிராம் சீரகம் 10 கிராம் லேசாக வறுத்து கஷாயம் செய்து தேன் கலந்து குடித்து வர நீண்ட நேர விக்கல் உடனே நிற்கும் .

- சிலருக்கு உடலில் தேமல் இருக்கும் அது மறைய திப்பிலியை தூள் செய்து அத்துடன் வில்வ இலை பொடி அரை ஸ்பூன் கலந்து தேனுடன் காலை மாலை சாப்பிட்டு வர தேமல் மறைந்து ஒரு மாதம் தொடர்ந்து சாப்பிடவும்

- திப்பிலி மருந்தாக பயன்படுகிறது இதன் பயன்பாடு மக்கள் நீண்டகாலமாக உள்ளது வீட்டில் சுக்கு மிளகு இருப்பது போல திப்பிலியும் இருந்தால் நுரையீரல் பாதுகாப்பாக இருக்கும் ஒழிப்பு பணியில் தீர்ப்பினை இடம் மிகவும் முக்கியமானது .

-சர்க்கரை நோய் உள்ளவர்கள் சாப்பிட வேண்டிய உணவு வகைகள்

சர்க்கரை நோய் உள்ளவர்கள் குறைவான கார்போஹைட்ரேட் அதி-கமாக நார்சத்துவையான தே அளவு புரதம் விட்டமின் கனிமங்கள் கலந்த உணவை சாப்பிடவேண்டும் இதில் நார் சத்து சர்க்கரை நோயா-ளிகளில் பின் விளைவுகளான கண் பாதிப்பு இதயநோய் பாதிப்பு சிறு-நீரக பாதிப்பு நரம்பு மண்டல பாதிப்புகள் வராமல் தடுக்கக்கூடியது

மேலும் நாம் உண்ணும் உணவிலுள்ள நார்சத்து தான் ரத்தத்தில் இருந்து சர்க்கரை எந்த அளவிற்கு குறைக்கப்படுகிறது என்று தீர்மா-னிக்கிறது அதாவது உணவில் நார்சத்து அதிகமாக இருந்தால் அது சர்க்கரையின் அளவு கட்டுப்படுவதோடு இன்சுலின் சுரக்கும் இன்சுலின் பயன்படுத்தும் எனவே நார்ச்சத்து அதிகமுள்ள காய்கறி வகைகளை அதிகமாக சேர்ப்பதால் சர்க்கரையின் அளவு கொழுப்பு சத்தின் அளவு இரண்டையும் குறைக்கச் செய்யலாம் அந்த வகையில் நார்சத்து நிறைந்த சர்க்கரை நோயை கட்டுக்குள் வைக்கும் அருமையான 7 காய்கறிகள் பற்றி தான் இங்கு பார்க்க போகிறோம்

1 பாகற்காய்

பாகற்காயில் கீரையை விட அதிகளவு கால்சியமும் இரும்புச்சத்தும் போதுமான அளவு பீட்டா கரோட்டின் உள்ளன மேலும் இது இன்சுலின் சுரப்பை மேம்படுத்தி உடலில் சர்க்கரை அளவை கட்டுபடுத்துகிறது இதி-லுள்ள என்ற வேதிப்பொருள் ரத்தத்தில் உள்ள அதிக அளவு சர்க்-கரையை குறைக்கும் அதே போன்று பாகற்காயில் பாலிபெப்டுடைட் எனும் இன்சுலின் சர்க்கரை நோயால் பாதிக்கப்பட்டவர்களுக்கு இன்சு-லின் மேம்பட உதவுகிறது அதுமட்டுமல்ல இதன் விதைகள் தேவையற்ற கொழுப்புகளை எரித்து இதய அடைப்பு ஏற்படுவதிலிருந்து காக்கிறது புற்று நோய் ரத்த சோகை போன்றவை வராமல் தடுக்கும் ஆற்றலும் இதற்கு உண்டு எனவே தினமும் காலையில் வெறும் வயிற்றில் பாகற்-காய் சாற்றை 30 எம்எல் குடித்து வந்தால் சர்க்கரை நோய் கட்டுப்படும் இன்சுலின் சுரப்பு மேம்படும்

2முட்டைகோஸில்

கலோரிகள் குறைவாகவும் நார்ச்சத்து அதிகம் உள்ளதால் ரத்த சர்க்கரையை கட்டுப்படுத்துகின்றது மேலும் இதில் ஆன்டி-ஆக்ஸிடன்ட் மற்றும் ஹை கிளைசமிக் எதிர்ப்பு பண்புகள் நிறையவே உள்ளது எனவே இது சர்க்கரை நோயை கட்டுப்படுத்தும் அருமையான காயாகும்

3 வெண்டைக்காய்

வெண்டைக்காய் பொட்டாசியம் விட்டமின் பி சி ஃபோலிக் அமிலம் கால்சியம் போன்றவை அதிகம் உள்ளது இதிலும் கலோரிகள் குறைவாகவும் நார்ச்சத்துக்கள் அதிகமாகவும் உள்ளது எனவே சர்க்கரை நோயாளிகள் இரவு படுக்கும் முன்பு ஒரு டம்ளர் தண்ணீரில் ஒரு வெண்டைக்காயின் இரு முனைகளை வெட்டி விட்டு இரவு முழுவதும் ஊற வைத்து மறுநாள் காலையில் வெறும் வயிற்றில் அந்த தண்ணீரை குடிக்க வேண்டும் இப்படி தினமும் காலையில் குடித்து வந்தால் இரத்தத்தில் உள்ள சர்க்கரையின் அளவு குறைந்துவிடும் உண்மையில் வெண்டைக்காயை வேக வைத்து சாப்பிடுவதை விட இவ்வாறு சாப்பிடுவது தான் சிறந்த பலனை தரும்

4 ப்ரோக்கோலி

இதில் ஆரஞ்சு பழத்தை விட அதிக விட்டமின் சி உள்ளது மற்றும் ஏராளமான அளவில் பீட்டா கரோட்டீன் என்னும் ஆன்டி-ஆக்ஸிடன்ட் உள்ளது இந்த அடர்ந்த பச்சை காய்கறி சாப்பிட்டு வந்தால் சர்க்கரை நோய் கட்டுக்குள் வரும் மேலும் கண்பார்வை மேம்படும் பற்கள் எலும்புகள் சருமம் போன்றவையும் ஆரோக்கியமாக இருக்கும் முக்கியமாக இதில் ஃபோலேட் என்னும் நார்ச்சத்து அதிகமாகவும் கலோரிகள் கார்போஹைட்ரேட் குறைவான அளவில் உள்ளதால் சர்க்கரை நோயாளிகளுக்கு மிகவும் நல்லது

5 வாழைத்தண்டு

இது இன்சுலினை மேம்படுத்த உதவுவதால் சர்க்கரை நோயாளிகளுக்கு மிக மிக நல்லது இதன் சாற்றை வடிகட்டி குடித்தால் நார்சத்து அதிகமாக கிடைக்கும் இது ரத்தத்தில் சர்க்கரை அளவு உயர்வை தடுக்க கூடியது அது மட்டுமல்ல வாழைத்தண்டில் இரும்பு சத்து மற்றும் விட்டமின் பி சி அதிக அளவில் உள்ளதால் இரத்தத்தில் ஹீமோகுளோபின் அளவை அதிகரித்து இரத்த சோகை குணமாகும்

6 வாழை பூ

வாழை பூவை கஷாயம் செய்து சாப்பிட்டு வந்தால் நீரிழிவு நோய் கட்டுப்படும் அதேபோன்று வாழைப்பூவை சுத்தம் செய்து சிறிது சிறிதாக நறுக்கி அதனுடன் சின்ன காயம் பூண்டு மிளகு சேர்த்து பொரியல் செய்து சாப்பிட்டு வந்தால் கணையம் வலுப்பெற்று உடலுக்குத் தேவையான இன்சுலினைச் சுரக்கச் செய்யும் இதனால் சர்க்கரை நோய் கட்டுப்படும்

7 கொத்தவரங்காய்

மிகுந்த நார்ச்சத்து குறைவான கலோரி மற்றும் விட்டமின்களையும் தாதுப் அதிகமாகக் கொண்டிருக்கும் காயுது இந்த வகையில் கிளைகோஜன் என்னும் மருத்துவ வேதிப் பொருள் மிகுதியாக உள்ளதால் இரத்தத்தில் உள்ள சர்க்கரையின் அளவை கட்டுக்குள் வைத்துக்கொள்ள உதவுகிறது எனவே இங்கே சொன்ன இந்த ஏழு காளைகளையும் சர்க்கரை நோயாளிகள் உணவில் இருக்குமாறு பார்த்துக் கொண்டாலே போதும் சர்க்கரை நோயை கட்டுப்படுத்தி சர்க்கரை நோய் பயம் இல்லாமல் நிம்மதியாக வாழ முடியும்

சுரைக்காயின் பயன்கள்

பொதுவாக எல்லோருக்குமே நீண்ட நாட்கள் ஆரோக்கியமாகவும் இளமையாகவும் இருக்க வேண்டும் என்ற ஆசை இருக்கும் ஆனால் நம்மில் நிறைய பேர் இதற்கான முயற்சிகள் எடுக்கிறோம் என்றால் இல்லை என்றுதான் சொல்ல வேண்டும்

ஆனால் நம் முன்னோர்கள் நீண்ட நாட்கள் உடல் வலிமையுடனும் நோய்கள் இல்லாமல் இருப்பதற்கு காரணம் அவர்களது உணவு முறையும் பழக்கவழக்கங்களும் தான்

சொல்லப்போனால் அந்த காலத்தில் துரித உணவுகள் இல்லை ஆனால் இன்று அப்படி இல்லை எங்கு பார்த்தாலும் பாஸ்ட் புட் கடைகள் தான் இதில் சிறியவர்கள் பெரியவர்கள் என்ற வித்தியாசம் இல்லாமல் இந்த உணவுகளின் சுவைக்கு அடிமை அது இன்னும் கொடுமை

உண்மையில் இதில் சேர்க்கப்படும் செயற்கை சுவையூட்டிகள் மற்றும் நிறமூட்டிகள் பலரையும் இந்த உணவுகளுக்கு அடிமையாகி பல நோய்கள் ஏற்பட காரணமாக உள்ளது ஆரோக்கியமாக இருக்க வேண்டுமானால் நமது உணவு விஷயத்தில் மிகுந்த அக்கறை செலுத்த வேண்டும்

அந்த வகையில் கோடையை பொறுத்த வரையில் அதிக வெப்பத்தின் காரணமாக பல உடல்நல பிரச்சனைகள் ஏற்பட வாய்ப்புகள்

அதிகம் பொதுவாக இந்த காலகட்டத்தில் நீர்க் காய்கள் சாப்பிடுவதில் ஆர்வம் காட்டவேண்டும் நீர்சத்துள்ள காய்கறிகள் கோடையில் ஏற்படும் பிரச்சினைகளை தடுக்க உதவும் அதாவது கோடையில் உடலை வறட்சி-யடையச் செய்யாமல் உடல் வெப்பத்தை தணிக்கும் நீர்ச் சத்து நிறைந்த காய்கறி மற்றும் பழங்களை அதிகம் சாப்பிட வேண்டும் அப்படி நீர்சத்து நிறைந்த ஒரு காய் தான் சுரைக்காய்

சொல்லப்போனால் மலிவு விலையில் கிடைக்கும் காய்களில் அதிக சத்து நிறைந்தது இந்த சுரக்காய் தான் உண்மையில் நம் நாட்டுக்கு வந்த சுரைக்காயில் எவ்வளவு நன்மைகள் கொட்டிக்கிடக்கிறது தெரியுமா சுரைக்காய் உடலில் உள்ள அதிகப்படியான வெப்பத்தை தடுப்பதோடு மட்டுமில்லாமல் கோடையில் ஏற்படும் சரும பிரச்சனைகளில் இருந்து உடலை பாதுகாக்கிறது

வாரம் இரண்டு முறை சுரைக்காயை உணவில் சேர்த்துக்கொண்டால் வெப்பத்தால் ஏற்படும் சரும பிரச்சனைகளை தடுத்து உடலுக்கு பல பறப்பு தன்மையை கொடுக்கிறது

அதுமட்டுமல்ல சுரைக்காயை கூட்டு பொரியல் ஜூஸ் என ஏதாவது ஒரு வகையில் உணவில் சேர்த்து வந்தால் உடல் சூடு தணிந்து உடல் குளிர்ச்சியாக வைத்துக் கொள்வதோடு கண் எரிச்சல் கண் வலி போன்ற பிரச்சனைகளுக்கும் சிறந்த தீர்வாக உள்ளது

அதே போன்று இன்றைய ஆரோக்கியமற்ற உணவு பழக்கவழக்-கங்கள் உட்கார்ந்தவாறே வேலை செய்வது அல்லது மன அழுத்தம் இவற்றால் இன்று நிறைய பேர் அஜீரண பிரச்சினை அவதிப்படுகி-றார்கள் உண்மையில் அஜீரணக் கோளாறு தீவிரமானால் நெஞ்செரிச்-சல் இரைப்பை அழற்சி மற்றும் சில நேரங்களில் குடல் புற்றுநோய் கூட ஏற்படலாம் எனவே அஜீரணக்கோளாறு உள்ளவர்கள் சுரைக்-காயை சாப்பிட்டு வந்தால் நல்ல பலன்கிடைக்கும்

காரணம் இது அதிக அளவு நார்ச்சத்தும் கொண்டுள்ளது இந்த நார்ச்சத்தானது செரிமானம் நன்றாக நடைபெற உதவுகிறது எனவே செரிமான பிரச்சனை உள்ளவர்கள் மற்றும் மலச்சிக்கல் உள்ளவர்கள் அடிக்கடி சாப்பிட்டு வந்தால் மலச்சிக்கல் ஏற்படாமல் பார்த்துக் கொள்-ளலாம் குறிப்பாக மூலநோய் உள்ளவர்களுக்கு சுரைக்காய் சிறந்த மருந்து உணவாக உள்ளது

மேலும் அல்சர் உள்ளவர்கள் அடிக்கடி சாப்பிட்டு வந்தால் அல்சர் குணமாகும் அது மட்டும் அல்ல வலி ஏற்படும் எந்த வித பாதிப்பாக இருந்தாலும் நீங்கிவிடும் அதேபோன்று சுரைக்காயில் ரசம் வைத்து அதில் ஒரு டீஸ்பூன் எலுமிச்சைச் சாறு சேர்த்துக் குடித்தால் சிறுநீரகம் தொடர்பான பிரச்சினைகள் தீரும் மேலும் சிறுநீர் நன்றாக வெளியேறும் சிறுநீர் கட்டு நீர் எரிச்சல் நீர் கட்டு இவைகளை குணப்படுத்தும் சிறுநீர் வெளியேறாமல் அவதிப்படுவோருக்கு இது ஒரு சிறந்த நிவாரணியாகும்

அடுத்து கொழுப்புச்சத்துள்ள உணவு வகைகளையும் வறுத்த உணவு வகைகளையும் அதிகம் எடுத்துக் கொள்பவர்களுக்கு எப்போதும் அதிகமாக தண்ணீர் தாகம் எடுக்கும் அதேபோன்று வயிற்றுப் பிரச்சினை ஏற்பட்டு அவர்களுக்கும் நீரிழிவு நோயாளிகளுக்கும் இதே பிரச்சினை உண்டு இவர்களுக்கு நாக்கு வறட்சி ஏற்படும் சமயம் ஒரு கப் பச்சையான சுரைக்காய் ஜூஸ் ஒரு சிட்டிகை உப்பு சேர்த்து அருந்தினால் நாக்கு வறட்சி நீங்கும்

அதுமட்டுமல்ல கோடை காலத்தில் ஏற்படும் வறட்சியை போக்க சுரக்காய் சாப்பிட்டு வருவது நல்லது அடுத்து கை கால்களில் எரிச்சல் உள்ளவர்கள் சுரைக்காயின் சதைப்பகுதியை எடுத்து எரிச்சல் உள்ள இடத்தில் வைத்து கட்டினால் எரிச்சல் உடனே குறையும் அதே போன்று சுரைக்காய் நரம்புகளுக்கு புத்துணர்வைக் கொடுத்து உடலை வலுப்படுத்தும்

மேலும் சுரைக்காயை மதிய உணவுடன் சேர்த்து சாப்பிட்டு வந்தால் பித்தம் விரைவில் குணமடையும் அதேபோன்று சர்க்கரை நோய் உள்ளவர்கள் இந்த சுரைக்காயை அடிக்கடி சாப்பிட்டு வரும் பொழுது ரத்தத்தில் சர்க்கரையின் அளவு கணிசமாக குறையும்

அடுத்து இன்று சர்க்கரை நோய் போன்ற ரத்த அழுத்தமும் வீட்டில் ஒருவருக்காவது இருக்கும் நிலை உள்ளது அதிலும் இது உயர் ரத்த அழுத்தமாக மாறும் போது இதய நோய்கள் வர வாய்ப்புகள் அதிகம் எனவே ரத்த அழுத்தம் உள்ளவர்கள் ஒரு துண்டு சுரைக்காய் விதை நீக்கிய ஒரு நெல்லிக்காய் இவற்றை நீர்விட்டு அரைத்து சாறு பிழிந்து வாரம் இருமுறை காலையில் வெறும் வயிற்றில் சாப்பிட்டு வந்தால் உயர் ரத்த அழுத்தம் விரைவில் கட்டுப்பாட்டிற்குள் வரும்

அதே போன்று கண் சம்பந்தமான அனைத்து நோய்களுக்கும் சிறந்த மருந்தாக பயன்படுகிறது சுரைக்காயில் உள்ள நீர்சத்து கண்களுக்கு

குளிர்ச்சியைக் கொடுத்து கண்களை பாதுகாக்கிறது

அது மட்டுமல்ல தற்போது நிறைய பேர் கம்ப்யூட்டர் முன் நீண்ட நேரம் அமர்ந்தே இருப்பதால் கண் எரிச்சல் கண் வலி போன்ற பிரச்-சனைகள் ஏற்படுகின்றன இத்தகைய குறைபாடுகளை போக்க காயை அடிக்கடி உணவில் சேர்த்து வந்தால் கண்களுக்கு குளிர்ச்சி தந்து கண் எரிச்சலையும் போக்கும்

அடுத்து முக்கியமானது கல்லீரல் நாம் சாப்பிடும் உணவுகளில் இருக்கும் விஷத்தன்மையை முறித்து உடலுக்கு நன்மை செய்வதோடு மட்டுமில்லாமல் பல முக்கியமான பணிகளை செய்து வருகிறது இந்த கல்லீரல் என கல்லீரல் ஆரோக்கியமாக இருக்க வாரம் மூன்று முறை யாவது சுரைக்காயை உணவில் சேர்த்து வந்தால் கல்லீரலில் இருக்கும் நச்சுதன்மை முற்றிலும் நீங்கி கல்லீரல் ஆரோக்கியமாக இருக்கும்

அடுத்து பெண்களைப் பொறுத்தவரையில் மாதவிடாய் காரணமாக அதிக ரத்தப்போக்கு ஏற்படுவதால் ரத்தசோகை ஏற்படும் வாய்ப்புகள் அதிகம் இதில் இரும்பு சத்து அதிகம் உள்ளதால் ரத்த சோகையைப் போக்கி என்றும் சுறுசுறுப்பாக வைத்துக் கொள்ளும் மேலும் ரத்தத்தை-யும் சுத்தப்படுத்தும் அதேபோன்று உடல் எடையை குறைக்க நினைப்-பவர்கள் இதை அடிக்கடி உணவில் சேர்த்துக் கொண்டால் உடல் எடையை குறைப்பதோடு ஆரோக்கியத்தையும் பெறலாம்

அதேபோன்று சுரைக்காய் மற்றும் அதன் விதைகளுக்கு ஆண்-மையை பெருக்கும் சக்தி உண்டு சுரைக்காயின் சதைப் பகுதியுடன் விதைகளையும் சேர்த்து சர்க்கரையுடன் கலந்து ஒரு மாதம் சாப்பிட்டு வந்தால் ஆண் மலட்டுத்தன்மை நீங்கும் எனவே கோடையில் மட்டுமல்ல என்றுமே நம்மை ஆரோக்கியமாக வைத்துக்கொள்ள சுரைக்காய் உதவு-கிறது எனவே சுரைக்காய் பிடிக்காது என்று அலட்சியப்படுத்தாமல் தவிர்க்காமல் சாப்பிடுங்கள்

எது?எது ? சாப்பிட்டால்

எதற்கு நல்லது.

நவீன உணவு முறை நாவிற்குமட்டுமே ருசியை தவிர உடலுக்கு ஒரு நன்மையும் கிடையாது எனவே இதுபோன்றஆரோக்கியத்தை அள்-ளித்தரும் இயற்கை உணவுகளை கட்டாயம் உணவில் சேர்த்துக்கொள்-ளுங்கள

நம் உடல் நிலைக்கு ஏற்றவாறு உணவுகளை எடுத்துக்கொண்டு, நோயின்றிசுகமாக வாழ முயற்சிக்க வேண்டும்.

நான்

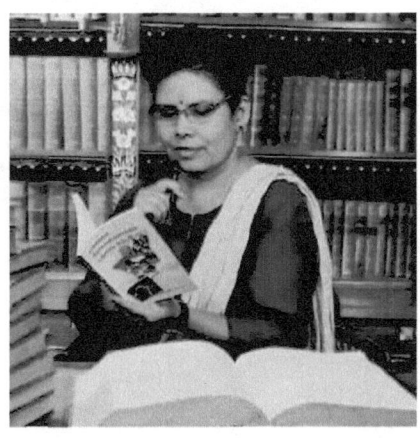

வாசகர்ளால் நான்
வாசகர்களுக்காக நான்

முற்போக்கு எழுத்தாளர் வி.எஸ்.ரோமா - கோயம்புத்தூர்
+91 82480 94200
20 புத்தகங்கள் எழுதியுள்ளேன்
விருதுகள் பல பெற்றுள்ளேன்.
கதை , கவிதை, கட்டுரை, நாவல் பொன்மொழி, நாடகம் எழுதுவேன்.

என்
எழுத்து
என் மூச்சுள்ள வரை
என் வாசிப்பே
என் சுவாசிப்பு
என்றும்

எழுதிக் கொண்டிருக்க வே
என் ஆசை

நான் திருமணமே செய்து கொள்ளாத பெண்மணி என்பதில் எனக்கு மகிழ்வே.

என் எழுத்துக்கு முழு ஒத்துழைப்பு கொடுப்பவர்கள் என் பெற்றோர்களே.

தந்தை
கா சுப்ரமணியன் _ தாசில்தார் - ஓய்வு

தாய்.
சு. கிருஷ்ணவேணி

என் பெற்றோர்களே
என்
எழுத்துக்கும்
எனக்கும் முழு ஒத்துழைப்பு தருகின்றவர்கள் என்பதில் எனக்கு மகிழ்ச்சியே.

நான் ரோமா ரேடியோ
என்ற பெயரில் எஃப் எம் ஆரம்பித்துள்ளேன்.

என்
எழுத்து
என் ரோமா வானொலி மூலம்
எங்கும் ஒலிக்க
எட்டு திக்கும் ஒலிக்க
என் ஆவல்.

பெண்களை
பெரிதாக நினைத்துப்

பெரும் மகிழ்ச்சியடைந்து
பெருமைப் படுத்த வேண்டும்.

முற்போக்கு எழுத்தாளர்
வி.எஸ். ரோமா
Roma Radio
கோயம்புத்தூர்
+91 82480 94200

www.ingramcontent.com/pod-product-compliance
Lightning Source LLC
Chambersburg PA
CBHW021001180526
45163CB00006B/2456
* 9 7 8 1 6 3 9 2 0 5 5 4 7 *